AF341111

OUATE ASEPTIQUE

ET

POUDRE ANTISEPTIQUE

DE TOURBE

LEUR EMPLOI EN MÉDECINE VÉTÉRINAIRE

Par P. WALDTEUFEL

VÉTÉRINAIRE EN 2e
ATTACHÉ AUX ETATS-MAJORS DU GOUVERNEMENT MILITAIRE
ET DE LA PLACE DE PARIS

PARIS

TYPOGRAPHIE FERDINAND IMBERT

7, Rue des Canelles, 7

—

1890

OUATE ASEPTIQUE

ET

POUDRE ANTISEPTIQUE

DE TOURBE

LEUR EMPLOI EN MÉDECINE VÉTÉRINAIRE

OUATE ASEPTIQUE

ET

POUDRE ANTISEPTIQUE

DE TOURBE

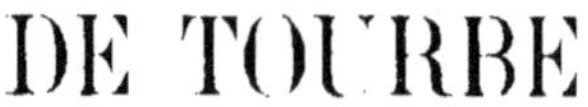

LEUR EMPLOI EN MÉDECINE VÉTÉRINAIRE

Par P. WALDTEUFEL

VÉTÉRINAIRE EN 2e
ATTACHÉ AUX ÉTATS-MAJORS DU GOUVERNEMENT MILITAIRE
ET DE LA PLACE DE PARIS

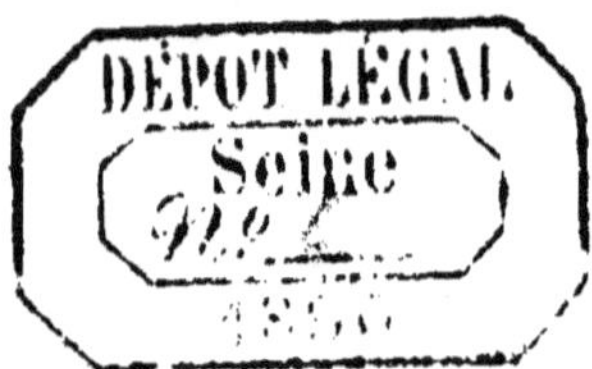

PARIS

TYPOGRAPHIE FERDINAND IMBERT

7, *Rue des Canettes*, 7

1890

OUATE ASEPTIQUE

ET

POUDRE ANTISEPTIQUE

DE TOURBE

LEUR EMPLOI EN MÉDECINE VÉTÉRINAIRE

Le 11 juillet 1889, nous avons présenté à la Société centrale de médecine vétérinaire, un mémoire sur l'emploi de l'ouate de tourbe du Dr Redon comme agent de pansement. Cette société savante a fait, d'après le rapport de M. le professeur Cadiot, un accueil très favorable à ce travail et nous

a encouragé à poursuivre nos observations ;
c'est ce que nous avons fait. L'expérience
et les résultats que nous avons obtenus aujourd'hui, nous permettent d'être plus affir-
matif encore qu'à cette époque.

L'agent de pansement que nous préconisons est employé dans les cliniques chirurgicales des Écoles vétérinaires d'Alfort et
de Toulouse, mais il est encore peu connu
des praticiens ; nous souhaitons que cette
petite brochure puisse contribuer à sa vul-
garisation.

Il résulte de nos observations, des indica-
tions qui ont peut-être un certain intérêt
pour la médecine générale.

On est encore bien peu habitué à voir les
animaux domestiques soignés, dans certains cas, de la même façon que les hu-
mains. On se figure que, pour chaque espèce
du règne animal, il faudrait une médecine

spéciale. Et cependant, lorsqu'il s'agit d'expériences physiologiques, bactériologiques ou microbiennes, d'inoculations ou de vaccinations, l'identité des fonctions et de certains états morbides est admise incontestablement. De ce côté, la médecine générale a fait de grands progrès. Pourquoi n'en est-il pas de même en thérapeutique? Parce qu'on arrive trop lentement à adopter des doctrines qui devraient pourtant condamner d'une façon absolue les vieux errements.

Pour ne parler que des pansements et ne pas sortir de notre sujet, la méthode antiseptique n'a-t-elle pas fait assez ses preuves pour qu'on l'emploie toujours et qu'on abandonne définitivement les vieilles routines de traitement des plaies? On a objecté avec juste raison, qu'en médecine vétérinaire, l'économie et la simplicité obligent le praticien à ne pas suivre toujours le courant des progrès de la science, et que les pansements antiseptiques coûtent trop cher. En effet, l'animal, dans la majorité des cas, est considéré comme une machine dont le prix des réparations doit être proportionné à la valeur.

Aujourd'hui, cet argument n'a plus sa raison d'être, en ce qui concerne les pansements. Par l'emploi de la *tourbe*, il est possible de faire sur les animaux des pansements antiseptiques plus économiques et plus pratiques que ceux dont on fait usage actuellement. La tourbe est une substance peu coûteuse qui, transformée en ouate antiseptique par le procédé du Dr Redon, rend, depuis plusieurs années déjà, d'immenses services dans la chirurgie humaine.

La tourbe est le produit de la décomposition des matières végétales.

Les végétaux se décomposent sous l'eau par l'action de ferments qui éliminent l'oxygène et laissent comme résidu un corps excessivement riche en carbone, dont la composition, d'après Favre de Genève, est de : Carbone 57 — Hydrogène 6 — Oxygène et Azote 32 — Cendres 5.

Cette substance éminemment poreuse a un pouvoir d'absorption considérable. Nous avons fait imbiber (sans compression) 2 grammes d'ouate de tourbe dans 40 grammes d'eau, et, d'après les pesées faites après saturation complète, nous avons obtenu des poids qui nous permettent de poser comme principe, que la tourbe, sous les deux formes que nous préconisons pour la médecine vétérinaire, a un pouvoir absorbant égal à 14 fois son poids. En effet, les 2 grammes d'ouate et les 2 grammes de poudre pesaient 30 grammes après imbibition complète. Cette absorption se fait d'une façon assez rapide ; la saturation s'obtient en quelques heures.

La composition presque exclusivement minérale et le pouvoir absorbant donnent à la tourbe une valeur considérable, au point de vue de l'antisepsie. Ses propriétés désinfectantes sont connues de longue date.

Le Dr Redon, par un procédé spécial, a extrait de la tourbe une ouate rendue antiseptique par l'imprégnation au sublimé corrosif. Nous préférons, pour la médecine vétérinaire, une variété d'*ouate aseptique* un peu moins fine, ainsi que la *poudre d'ouate antiseptique* qui, tout en possédant l'une et l'autre un pouvoir absorbant supérieur à l'ouate du Dr Redon, sont d'un prix sensiblement moindre.

L'*ouate aseptique* et la poudre antiseptique de tourbe ont des avantages appréciables sur tous les autres agents de pansement, tels que : étoupe, coton cardé, ouate hydrophile, gaze, etc., etc. Ces agents, étant tous de nature organique, favorisent plutôt la prolifération des micro-organismes, qu'ils ne l'arrêtent. Ils doivent subir des préparations qui en augmentent beaucoup le prix, pour être rendus antiseptiques.

La tourbe jouit par elle-même de propriétés *aseptiques* incontestables; elle ne subit aucune décomposition ou fermentation, quels que soient les milieux dans lesquels elle se trouve, puisque sa composition chimique est presque exclusivement inorganique. On peut, à la rigueur, l'employer sous forme d'ouate aseptique à l'état naturel sur les plaies. Elle convient parfaitement bien pour pratiquer les pansements occlusifs et rares.

La possibilité de *renouveler les pansements à de longs intervalles* a ses avantages en médecine vétérinaire, indépendamment des effets curatifs, si l'on considère surtout les difficultés que l'on éprouve souvent à les appliquer, par suite de l'irritabilité de certains sujets, de la négligence ou de l'inhabileté des gens préposés à donner les soins, etc., etc:

Un pansement d'ouate de tourbe peut rester appliqué à demeure pendant des semaines sur une plaie, sans avoir la moindre odeur, lorsqu'on le retire.

L'ouate et la poudre de tourbe sont *absor-*

bantes à un très haut degré et, par conséquent, ne laissent pas séjourner le pus dans
l'intérieur ou autour des plaies. Cette propriété a une importance capitale pour le
traitement des blessures du cheval. Cet animal, par sa nature pyogénique, et la faible
adhérence de sa peau aux tissus sous-jacents
dans plusieurs régions, est particulièrement
prédisposé aux vastes plaies accompagnées
de suppuration, décollements et engorgements parfois considérables; toutes conditions qui favorisent les complications et
expliquent la fréquence des accidents gangréneux et septicémiques. En absorbant
les liquides extravasés, l'ouate de tourbe
agit comme les drains : elle s'oppose au
séjour de ces liquides dans la profondeur
des plaies, les empêche de fuser dans l'intérieur des tissus ou de couler sur la peau.
Elle prévient ainsi les engorgements, les

décollements et les dépilations; elle régularise le travail de cicatrisation, empêche la tuméfaction de la périphérie des plaies, et fait rapprocher rapidement les lèvres, dans les meilleures conditions pour que l'étendue des cicatrices soit le plus minime possible. Si l'on envisage la dépréciation que subit un cheval taré par une cicatrice trop apparente, on se rendra compte de l'importance de ce point.

Elle est *hémostatique* et arrête tout aussi bien, sinon mieux, les hémorrhagies que le tamponnage à l'étoupe imbibée de perchlorure de fer. Elle produit l'hémostase, comme toutes les substances poreuses, par la coagulation pure et simple, et les caillots formés ont une plus forte consistance que par les escharotiques.

Ce pouvoir hémostatique très élevé mérite d'attirer l'attention d'une façon toute particulière, parce qu'il est la source d'une foule d'applications, aussi bien en pathologie qu'en chirurgie.

L'ouate de tourbe a une *souplesse* et une *élasticité* qui rendent son contact sur les plaies très peu douloureux, les pansements plus faciles à faire sur les sujets irritables, et la compression praticable dans d'assez fortes proportions.

Elle *adhère* suffisamment aux plaies pour que, dans bien des cas, on ne soit pas obligé de recourir à des systèmes de bandages, parfois très compliqués, et qui ont rarement la solidité désirable dans certaines régions.

En cherchant à supprimer autant que possible les bandages, dans tous les cas où la compression n'est pas indispensable, nous avons imaginé, pour les plaies profondes, de maintenir les pansements à demeure, à l'aide d'une légère couche de collodion,

1...

formant à la périphérie une bande circulaire.

Pour les plaies superficielles, et dans les cas où le collodion ne peut pas être employé, la *poudre antiseptique de tourbe* est parfaite, son action est identique à l'ouate ; elle adhère aux plaies sans faire corps avec elles, comme le font le coton cardé, l'étoupe, le papiér iodoformé, ou la gaze.

L'emploi de la tourbe n'exclut pas les substances médicamenteuses antiseptiques, que l'on doit toujours appliquer de concert avec elle.

Pour panser une plaie chirurgicale, par exemple, nous opérons de la façon suivante : lavage avec des solutions bichlorurées au 1/1000, ou phéniquées au 1/100, ou boriquées au 1/50, application d'une couche d'iodoforme pulvérisé, puis d'ouate de tourbe aseptique imprégnée d'une des solutions précédentes, et enfin d'ouate de tourbe sèche ; le tout comprimé et maintenu par un bandage ou du collodion appliqué autour du pansement, entre la peau et la couche extérieure d'ouate sèche.

Sur les plaies superficielles, nous remplaçons l'ouate sèche par la poudre antiseptique de tourbe.

Pour faire les lavages, nous substituons la vaporisation aux lotions ; celles-ci pouvant être faites avec des objets qui renferment des impuretés ; il arrive fréquemment que le même objet sert à panser plusieurs plaies, souvent même plusieurs sujets, ce qui expose à inoculer les liquides morbides d'une plaie à une autre, ou d'un sujet sur un autre.

Avec le pulvérisateur, les solutions pénètrent à l'état de pureté dans toutes les parties de la plaie, si profondes qu'elles soient ;

on est certain que l'antisepsie sera parfaite.

La solution à laquelle nous donnons la préférence est l'acide borique au 2/100 : à notre avis, elle active mieux le travail de régénération des tissus lésés que les solutions bichlorurées ou phéniquées, dont l'action légèrement caustique peut avoir pour effet de retarder le bourgeonnement, d'empêcher le nivellement des plaies, et donner lieu à des cicatrices déprimées.

Avec l'acide borique, les cicatrices sont généralement unies et plates ; si le bourgeonnement a de la tendance à devenir trop intense, il est toujours facile d'y remédier avec le nitrate d'argent, ou même seulement avec l'alun calciné en poudre.

Ce système de pansement nous a fait abandonner totalement l'emploi des vésicatoires autour des plaies, et nous nous en sommes toujours bien trouvé.

En agissant ainsi, on supprime, d'une part, une cause de dépilation ou de tares ; d'autre part, on n'expose pas les animaux à être débilités inutilement ; ils le sont assez par le travail de régénération qui se produit dans la plaie elle-même. Nous avons également abandonné les sutures, et la cicatrisation ne s'en est pas moins bien faite ; nous avons même constaté que, par ce moyen, les cicatrices sont moins visibles, ou tout au moins ne portent pas les traces si saillantes des points de suture.

Dans un cas d'incision cruciale pour l'ablation d'une petite tumeur sous-cutanée, un simple pansement antiseptique et à l'ouate de tourbe, laissé à demeure quinze jours, nous a donné une très belle cicatrice ; les quatre lambeaux se sont parfaitement rapprochés sans suture.

A l'appui des principes exposés ci-dessus sur les propriétés et les effets de la tourbe, nous citerons les observations suivantes qui nous sont personnelles.

Dans les *opérations chirurgicales*, l'ouate de tourbe est de beaucoup préférable à l'étoupe ou aux irrigations, pour empêcher les hémorrhagies de gêner l'opérateur. Un tampon de tourbe, placé sur les points de section des vaisseaux sanguins, produit une hémostase suffisante, pour que le sang n'empêche pas d'opérer avec la précision nécessaire.

Dans un cas de *nécrose* profonde et étendue du ligament cervical, et un cas de *champignon* ancien et volumineux, dont les opérations ont nécessité des délabrements considérables, l'ouate de tourbe a donné d'excellents résultats, comme hémostatique, pendant l'opération, et comme agent de pansement antiseptique, après. Ces deux cas ont été guéris dans des conditions de régularité et de rapidité remarquables ; la cicatrisation s'est effectuée sans la moindre complication.

Dans le cas de nécrose du ligament cervical, le pus qui s'écoulait des fistules avait une odeur fétide ; après l'opération, toute odeur avait disparu, par suite de l'absorption et de la désinfection du pus par la tourbe.

Dans un cas de *fracture* complète et comminutive du tibia chez le chien, nous avons pansé la plaie, par laquelle sortait un des abouts osseux, à l'acide borique et l'iodoforme ; après avoir fait la réduction, nous avons entouré le membre d'ouate de tourbe et nous avons appliqué un appareil silicaté par dessus. Aucune complication ne se produisant, l'appareil a été maintenu à demeure pendant trente-six jours. Lorsqu'il a été retiré, l'ouate, imprégnée de pus dans ses couches profondes, n'avait aucune odeur, la plaie était presque cicatrisée, les abouts osseux parfaitement soudés. Quelques jours après, l'animal, tout à fait guéri, marchait sans boiter. Sans le pansement à la tourbe, nous aurions hésité à placer tout de suite un appareil silicaté, la plaie profonde et assez vaste faisant redouter des accidents gangréneux.

Sur plusieurs chevaux, des *blessures profondes*, des *déchirures*, des *traumatismes*, avec solution de continuité des tissus, ont été guéris sans vésicatoires ni sutures, par l'emploi de pansements boriqués et iodoformés, recouverts d'ouate de tourbe.

Sur un cheval, une *large blessure* du pli de l'aine, suivie d'un décollement qui formait une vaste poche, descendant jusqu'au bas de la région jambière et remontant jusqu'en haut du flanc, produisit les symptômes suivants : infiltration séro-sanguinolente, déterminant un engorgement énorme de tout le membre, état fébrile intense, soustraction complète du membre à l'appui.

L'ouate de tourbe, enfoncée par paquets dans ce profond diverticulum, absorbait le liquide épanché, et faisait absolument le même office que plusieurs drains très puissants. La mèche d'ouate qui se trouvait en dehors de la plaie laissait couler le liquide morbide goutte à goutte. L'engorgement a ainsi disparu, l'adhésion de la peau avec les tissus sous-jacents et la cicatrisation se sont effectuées sans la moindre complication; la cicatrice est imperceptible et le membre n'a conservé aucune gêne.

Des *blessures superficielles*, celles du *harnachement* entre autres, ont été soignées avec succès, par des vaporisations d'eau boriquée et l'occlusion de la plaie avec la poudre antiseptique de tourbe.

La poudre doit être substituée à l'ouate, dans toutes les plaies superficielles ou les blessures profondes en voie de cicatrisation; dans tous les cas où les bandages ne sont plus nécessaires et où l'ouate ne pourrait pas adhérer.

Des *éponges* et des *kystes* sanguins et autres, ont été guéris après ponction au bistouri, injection d'eau boriquée et introduction dans la cavité d'ouate de tourbe, placée sous forme de mèche.

Les effets obtenus ont été plus rapides qu'avec les applications vésicantes, et il n'y a eu ni engorgement, ni dépilation.

Des *chevaux couronnés* à des degrés divers d'intensité, ont été traités avec avantage de la façon suivante: Au début, le genou est entouré d'une épaisse couche d'ouate de tourbe, que l'on maintient imprégnée en permanence d'eau phéniquée; cette compresse est maintenue par la genouillère, en prenant toutes les précautions voulues, pour que la pression ne soit pas plus forte aux points où se bouclent les courroies. Lorsque la suppuration commence à s'établir : pansements à l'eau boriquée, iodoforme pulvérisé et ouate de tourbe maintenue par la genouillère ou un bandage, ou encore avec le collodion. Si le bourgeonnement est trop fort, le réprimer avec le nitrate d'argent; lorsque la plaie se comble, remplacer l'ouate par la poudre, et supprimer tout bandage, ou la genouillère.

S'il y a eu ouverture de l'articulation et écoulement synovial, ce traitement a été suffisant, sans le concours des vésicants ou des caustiques.

Les irrigations continues, si difficiles à pratiquer dans bien des cas, n'empêchent pas les engorgements de se produire, ainsi que le font les compresses de tourbe à l'eau phéniquée.

Quant à la question des cicatrices, chose si importante pour les chevaux couronnés, nous avons fait les remarques suivantes à ce sujet. Lorsque la plaie est régulière, si profonde qu'elle soit, même avec ouverture de l'articulation du carpe, les lèvres se rapprochant toujours intimement, la marque est souvent imperceptible. Si les bords de la plaie sont irréguliers, dentelés, s'ils ont été froissés, s'il y a eu mortification de la peau, la marque est en rapport avec la perte de substance produite par l'élimination de la peau mortifiée ; mais elle est sensiblement moindre que par l'usage des anciens traitements. (Irrigations, vésicatoires, etc.

Dans tous les cas, ce traitement ne laisse pas aux genoux ces engorgements, ces dépressions ou ces épanchements qui déprécient tant les chevaux.

Pour les *maladies du pied* exigeant des pansements, l'ouate de tourbe est tout à fait recommandable. Des *clous de rue* récents ou anciens, à gravité variable, ont été guéris rapidement par le procédé suivant : amincissement ou dessolure, selon le cas, lavage à l'aide de vaporisations d'une solution antiseptique, iodoforme, ouate de tourbe imprégnée d'eau phéniquée, fer à plaque fixe, introduction fréquente d'eau phéniquée dans le pansement. Un seul pansement suffit.

La suppuration produite dans les *four-chettes échauffées* est bien plus vite tarie avec les lavages d'eau phéniquée assez concentrée, et les tampons d'ouate de tourbe placés dans la profondeur de la lacune médiane, que par l'emploi de la liqueur de Villate ou autres caustiques.

Il est regrettable que nous n'ayons pas eu l'occasion d'expérimenter ce mode de pansement sur des cas de *crapaud;* il est à présumer qu'il arrêterait la sécrétion. Nos présomptions sont basées sur les bons résultats que nous avons obtenus avec la tourbe, dans un cas *d'eaux-aux-jambes.*

Nous pensons qu'il est inutile de décrire un à un les cas qui nous ont servi à faire nos observations ; nous nous exposons déjà assez aux redites, en en résumant l'ensemble.

Après plus de deux ans d'expérimentation, nous croyons ne pas être trop absolu en posant comme principe, que la variété *d'ouate* et de *poudre de tourbe* que nous préconisons en médecine vétérinaire, constituent les meilleurs agents de pansements antiseptiques à appliquer dans tous les cas de traumatismes, et que leur *pouvoir absorbant* peut être mis à application dans une foule de cas.

Par suite de l'extension de l'emploi de *l'ouate de tourbe* en chirurgie, il en existe plusieurs qualités dans le commerce. D'après les études comparatives que nous avons faites, il est de remarque que l'ouate dont nous nous servons est préférable, en ce sens qu'elle est plus pure, plus adhésive et plus absorbante. La qualité est en rapport direct avec le pouvoir absorbant.

A l'appui des propriétés de l'ouate de tourbe, nous rappellerons l'usage de la tourbe brute comme litière permanente. Au point de vue de la désinfection et de l'assainissement des écuries, cette litière est parfaite; mais il ne faut pas oublier que cette propriété désinfectante est obtenue par le pouvoir aseptique et absorbant. Une substance absorbante sous les pieds des chevaux, nous semble être préjudiciable à la conservation de l'intégrité de la forme des sabots.

La tourbe étant, par son pouvoir absorbant, une cause de déssiccation, doit priver la corne de l'humidité indispensable à l'entretien de la forme des éléments qui la constituent, et, par conséquent, de sa souplesse. Il est inutile d'insister sur les conséquences de la dessiccation des sabots des chevaux.

Pour terminer, nous appellerons l'attention, d'une façon toute particulière, sur la modicité du prix de l'agent de pansement que nous préconisons. L'*ouate aseptique de tourbe* coûte 0ᶠ,90 le kilog ; la *poudre antiseptique de tourbe* 0ᶠ,65, c'est-à-dire beaucoup moins que l'étoupe ordinaire ou ses similaires, ce qui est à apprécier pour le traitement de nos animaux domestiques, où l'économie s'impose toujours.

La conservation, la facilité de transport et de mode d'emploi, ainsi que la faible consommation, sont aussi à prendre en considération pour une large part.

Paris. — Typ. de F. Imbert, 7, rue des Capelles.